AF266483

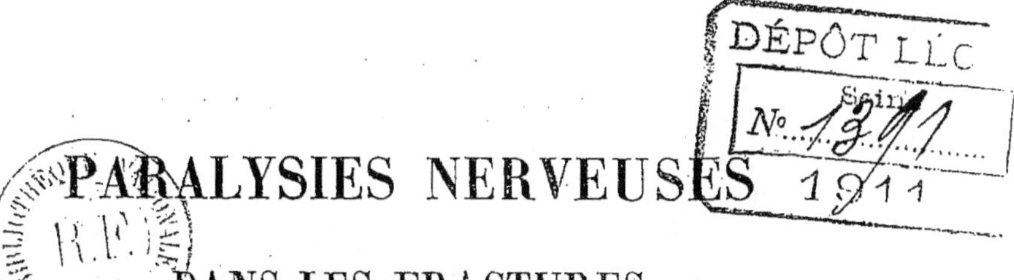

PARALYSIES NERVEUSES
DANS LES FRACTURES

PAR MM.

E. Duroux,　　　et　　　Convers,
Chef de clinique　　　Interne des hôpitaux
chirurgicale.　　　　de Lyon.

Les paralysies nerveuses accompagnant les fractures appartiennent, dans les classiques, au chapitre des compressions nerveuses, et au premier abord il peut paraître banal de revenir sur ce sujet.

Après les travaux d'Ollier, la revue classique de Mondan, il semble qu'il n'y ait plus rien à ajouter sur le mécanisme de ces paralysies. Sous l'inspiration de notre maître, M. le professeur Jaboulay, qui a bien voulu, pour cette étude, mettre à notre disposition plusieurs faits cliniques et opératoires, nous nous proposons cependant d'établir quelques considérations nouvelles.

J.-L. Petit, parlant des fractures en général, écrivait : « La paralysie qui vient d'abord est l'effet de la compression violente que les nerfs ont souffert dans la chute ou dans le coup, et celle qui n'arrive que dans la suite dépend des dépôts qui se font sur la route des nerfs ».

Il semble que cette phrase ait guidé toutes les conceptions classiques au sujet des paralysies nerveuses liées aux fractures, car la plupart des auteurs ont reproduit la distinction de deux sortes de paralysies : les paralysies primitives par contusion du tronc nerveux au moment même du traumatisme, ou par les fragments déplacés ; les paralysies tardives dues à l'englobement ou à la compression progressive du nerf par le cal.

L'importance des paralysies par compression dépasse de beaucoup celle des paralysies par contusion nerveuse reléguée au second plan.

Cette division didactique des paralysies nerveuses ou plutôt cette manière de l'envisager est-elle bien légitime ? C'est ce que nous allons étudier maintenant en considérant les trois types principaux de paralysies consécutives aux fractures que l'on rencontre au niveau de la clavicule, de la diaphyse humérale et du coude.

Complications nerveuses dans les fractures de la clavicule. — Dans les fractures de la clavicule, les complications nerveuses sont rares. Ainsi que le fait remarquer Chipault, les fractures du tiers externe sans rapport important avec le paquet vasculo-nerveux et les fractures du tiers interne dont le cal évolue vers l'extérieur n'en présentent jamais ; seules les fractures du tiers moyen y sont quelquefois exposées.

Dans la thèse de Subra de Salafa, réservée à l'étude de ces complications (Th. de Paris, 1906-1907, *Complications nerveuses dans les fractures de la clavicule*), nous retrouvons le mécanisme pathogénique invoqué par les classiques : la compression.

Cependant dans 40 p 100 des observa-

tions qu'il présente, il s'agit de complications nerveuses immédiates dans le domaine
du plexus brachial. Ce sont des cas de fracture comminutive et l'agent vulnérant re-
pousse les fragments contre les nerfs, ou
bien encore c'est une esquille osseuse qui
vient les léser directement. Le fragment
externe d'une fracture simple peut réaliser
cette lésion, mais le fait est plus rare. Faut-
il dans ces cas parler de compression ou de
contusion nerveuse? Il est évident que l'on
a affaire à de la contusion pure et simple et
il est inutile de faire intervenir un héma-
tome volumineux produisant une compression transitoire.

Dans les complications nerveuses tardives,
les paralysies ont été constatées en général
au moment de l'ablation de l'appareil et il
est parlé de l'exubérance du cal faisant de
la compression nerveuse, ou bien plus tard,
et on invoque alors soit une pseudarthose
(obs. XVIII, Campenon; obs. XXV, Powers;
Birman, obs. XXVII) soit un ostéophyte
(Mauclaire, obs. XVI) réalisant cette compression.

Au premier abord, il semblerait que la
compression par un cal exubérant puisse
être facile au niveau de la clavicule. Les
cals y sont souvent irréguliers et d'autre
part la première côte offre un plan résistant
favorable. Pourtant les cals claviculaires
ont tendance à se porter surtout vers l'extérieur, car dans la profondeur le muscle
sous-clavier constitue un véritable élément
de protection sans doute inefficace contre
des fragments mobiles et acérés mais oppo-
sant une barrière suffisante à la progression

d'un cal. Du reste, dans la plupart des observations de paralysies nerveuses relatées par Subra et attribuées par lui à l'exubérance d'un cal, il est fait mention de fractures non encore consolidées. Sous l'influence des pointes osseuses encore libres et mobiles, les nerfs sont contusionnés et la paralysie qu'empêchait l'immobilisation du bras se produit dès qu'on lui rend la liberté. C'est pourquoi pour guérir ces paralysies il a suffi, dans certains cas, d'immobiliser de nouveau le membre supérieur (obs. XVIII, Campenon) ou bien encore d'attendre trois semaines avec ou sans électrisation pour voir, la consolidation s'étant faite, cesser les phénomènes nerveux.

Lorsqu'il s'agit d'une pseudarthrose, le fait d'une contusion constante est encore plus évident et il en est de même des ostéophytes qui au lieu de réaliser une compression font de la contusion nerveuse dans chaque mouvement du bras, de l'épaule, etc.

Donc pour nous, dans les fractures de la clavicule, les troubles nerveux consécutifs doivent être attribués essentiellement à la contusion : que cette contusion se réalise au moment même du traumatisme, ou plus tard le jour de l'ablation de l'appareil, les fragments cessant d'être immobilisés et non encore consolidés, plus tard encore, à la faveur d'une pseudarthrose ou d'un ostéophyte irritant.

Complications nerveuses dans les fractures de la diaphyse humérale. — Nous ne voulons pas nous étendre sur cette deuxième catégorie car nous nous proposons d'y revenir dans un mémoire spécial. C'est elle pourtant que nous avons surtout en vue dans notre étude, étant données sa fréquence relative et son importance chirurgicale.

D'une façon générale, les paralysies radiales qui accompagnent les fractures de la partie moyenne de la diaphyse humérale, sont attribuées à la compression, à l'englobement par le cal. Pourtant, il en est de primitives, s'établissant dans les trois premiers jours comme dans notre première observation, ou même en même temps que la fracture elle-même. Pour celle-là, il est évident qu'il s'agit de contusion nerveuse pouvant aller par tous les degrés d'attrition, d'arrachement, jusqu'à la section complète. Le plus souvent, si la contusion a été légère, la paralysie rétrocède assez rapidement ; sinon l'opinion classique est d'admettre qu'un facteur nouveau s'est surajouté : ce facteur, c'est la compression nerveuse. Toute autre, pour nous, doit être l'interprétation d'un pareil fait: c'est la contusion primitive du nerf par les fragments, au moment de la fracture, qui crée la paralysie consécutive sous l'influence d'une dégénérescence plus ou moins étendue. Du reste, cette contusion peut se compléter par les différentes manœuvres de la réduction, par l'application d'un appareil. Dans l'appareil lui-même le malade, non toujours suffisamment immobilisé, peut encore ajouter à l'irritation traumatique de son nerf. C'est pourquoi, au bout de trois semaines, la paralysie est souvent plus importante qu'au début, et c'est alors que, comme explication, l'on fait intervenir d'une façon commune: la compres-

sion nerveuse, l'englobement par le cal.
Selon nous, il s'agit seulement de la conti-
nuation d'un processus de dégénérescence
qui a suivi l'attrition du nerf au moment de
la fracture et s'est souvent aggravée les
jours suivants par une réduction brutale ou
par un appareil mal appliqué.

Cette dégénérescence poursuivra son œu-
vre suivant un temps proportionné à son
degré, puis sera remplacée par une phase de
régénération qui aboutira à la guérison
complète. C'est pourquoi certains auteurs
ayant suivi ces paralysies sans intervention,
les ont vues rétrocéder au bout d'un an,
Polaillon — de dix-neuf mois, Ferrier — de
deux ans, Jaboulay (v. deux observations)
— de cinq mois, Murray — de trois mois,
Bush.

Si la compression nerveuse, l'englobement du nerf par le cal constituaient la
cause déterminante de ces paralysies, il est
sûr que loin de rétrocéder, ces paralysie, ne
devraient que s'exagérer sous l'influence du
temps, renforçant les éléments de compression, tissu osseux ou tissu fibreux.

Du reste, que nous apprend l'anatomie
pathologique du foyer de fracture ? Sur une
pièce dont nous reproduisons la photographie et qui correspond à un type de lésion
de ce genre, nous constatons que le nerf
repoussé excentriquement par le cal se
trouve dans une enveloppe de tissu fibreux
légèrement aplati mais parfaitement mobi-
lisable. Le surplomb du fragment diaphysaire supérieur paraît, au premier abord,
constituer un élément de compression, mais
ce n'est qu'une apparence ; le nerf légère-

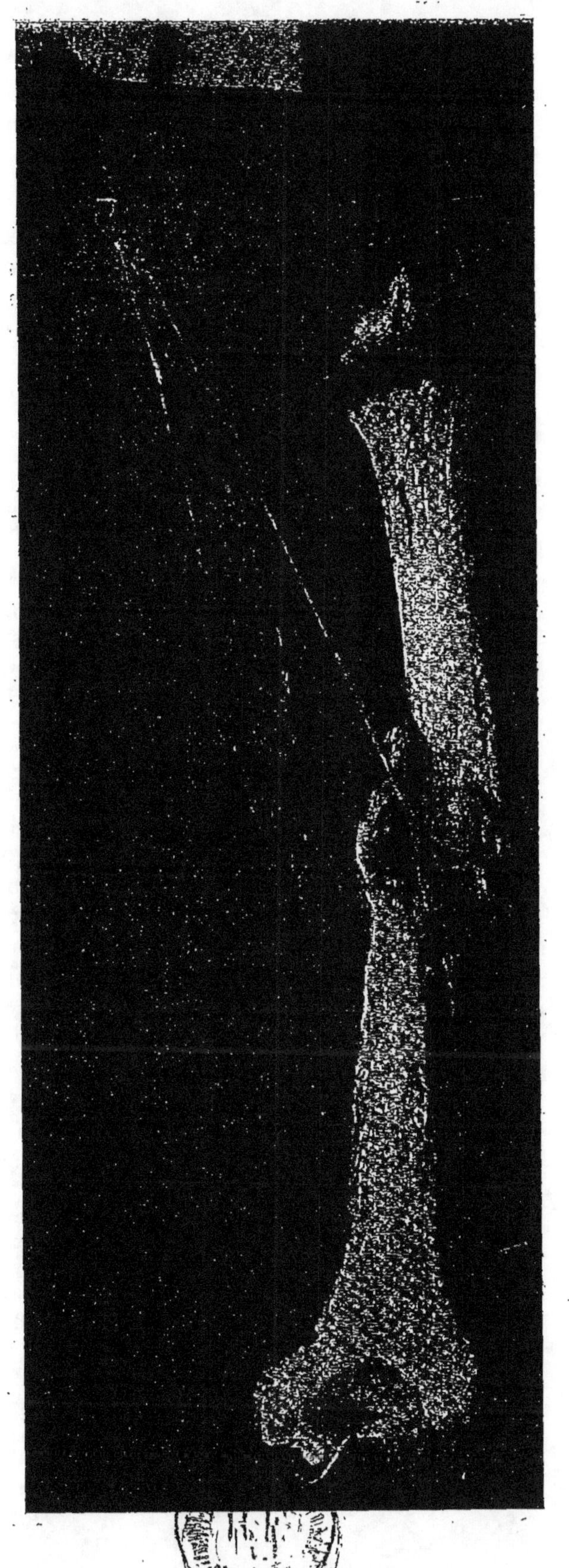

ment recouvert par cet auvent osseux n'est nullement comprimé et en saisissant dans les deux mains son tiers supérieur et son tiers inférieur on peut aisément, sans aucun artifice de préparation, mobiliser son segment moyen qui surcroise le foyer de réparation osseuse.

Dans de multiples interventions, M. le professeur Jaboulay n'a jamais trouvé non plus cet englobement par le cal qui est généralement mis en cause.

D'autre part, les observations publiées ne relatent pas cet emprisonnement osseux; on parle de gouttière osseuse, de tissu fibreux : il n'y a pas de fait d'incarcération véritable pouvant seule faire de la compression évidente.

Expérimentalement, du reste, Ollier et Mondan qui chez le lapin ont pu réaliser à volonté des paralysies radiales en fracturant l'humérus et en contusionnant le nerf par les fragments, n'ont jamais pu provoquer l'englobement du nerf par le cal; et les paralysies qu'ils créèrent ainsi ont toujours rétrocédé au bout d'un temps plus ou moins long.

Nous donnons à l'appui de nos assertions trois observations qui nous ont été remises par notre maître.

La première observation se rapporte à la fracture humérale dont nous reproduisons la photographie.

Il s'agit d'un nommé L., cinquante-deux ans, entré à la clinique de M. le professeur Jaboulay le 1er mars 1910. Il est atteint de fracture diaphysaire de l'humérus qui date de trois jours. Aucun signe de paralysie radiale à l'entrée. On fait des manœuvres de réduction et on l'immobilise. Le soir même ce malade présentait une paralysie radiale très nette. Cette paralysie s'affirme de plus en plus les jours suivants.

Le 5 juin, M. le professeur Jaboulay intervient pour procéder à la libération du nerf radial qui n'est nullement enclavé ni comprimé, se présentant tel que nous le retrouvâmes quatre mois plus tard, ce malade ayant succombé à une tuberculose pulmonaire

Sous l'influence de l'intervention qui du reste s'était bornée à une rugination légère du tissu fibreux périnerveux, aucune amélioration ne se produisit. Trois mois après seulement le malade commençait à esquisser un relèvement léger du poignet.

Il était évident que l'opération n'était pour rien dans cette amélioration tardive et qu'elle se serait réalisée d'elle-même par l'effort du temps.

La deuxième observation a trait à un malade observé dans les conditions suivantes :

V..., ouvrier, présente, à la suite d'une fracture de l'humérus, une paralysie radiale complète et immédiate. Deux chirurgiens voient le malade, constatent une section du nerf radial et délivrent au blessé un certificat d'incapacité définitive. Deux ans après, M. le professeur Jaboulay ayant à procéder à l'expertise de ce blessé, ne peut que constater l'absence de toute paralysie, la guérison s'étant établie d'une façon complète.

Voici un troisième fait non moins significatif.

Le nommé T... présente, à la suite d'une fracture de la partie moyenne de la diaphyse de l'humérus, une paralysie radiale complète. Deux mois après, M. le professeur Jaboulay aborde d'une façon sanglante le foyer de fracture. Le nerf ne lui paraît nullement comprimé ni enclavé : aussi, comme dans notre premier cas, l'opération se borne-t-elle seulement à une rugination légère du tissu fibreux circonvoisin.

Les jours suivants, nulle modification dans l'état
du blessé. Un mois plus tard, le malade quitte l'hô-
pital avec une impotence aussi marquée qu'avant
l'intervention. Deux ans après, ce même malade, observé à Valence par un médecin militaire, fut retrouvé
complètement guéri.

*Fractures de l'extrémité inférieure de
l'humérus*. — Dans les fractures de l'extrémité inférieure de l'humérus, les phénomènes sont plus complexes car ici se trouve
en jeu un nerf d'une sensibilité spéciale au
traumatisme, le nerf cubital (Jaboulay,
v. *Chirurgie des centres nerveux*). La
moindre gêne apportée à ce nerf joue vis-
à-vis de lui le rôle d'une contusion véritable et constante. A plus forte raison en est-
il d'un ostéophite irrégulier. d'une épine
osseuse détachée comme cela est relaté
dans certaines observations. A l'irritation
permanente qui en est la conséquence
s'ajoutent les différents mouvements du
coude ou les heurts incessants qui peuvent résulter d'un déplacement. Dans les
importantes études consacrées à ces complications, ces considérations ne paraissent
pas cependant formulées d'une façon bien
nette (Mouchet, Muller).

On divise avec soin les paralysies consécutives en paralysies primitives dues à une
contusion nerveuse et en paralysies tardives de compression. Or, pour nous, dans ces
dernières, l'élément contusion joue un rôle
tout aussi important. Du reste, les observations étiquetées comme des faits de compression nerveuse relatent ici une élonga-
tion d'un nerf, médian radial et cubital
sur une arête osseuse, là une épine osseuse

irrégulière, quelquefois encore un fragment déplacé.

Comme il s'agit d'une région mobile et comme d'autre part l'un des nerfs de cette région offre au traumatisme une réaction particulière, il n'est pas douteux que ce que l'on met sur le compte de la compression relève en définitive d'une action traumatisante susceptible de grandes variations comme intensité.

A la différence du bras, ces paralysies peuvent affecter une durée plus grande étant données les raisons déjà invoquées : la mobilité du coude et la sensibilité particulière du cubital.

Quant aux paralysies primitives, elles finissent pas guérir aussi à moins d'une cause traumatisante nouvelle surajoutée dans la suite (épine osseuse, cal irrégulier, etc.). Il est entendu alors que seule une intervention régularisant cette saillie anormale ou enlevant ce fragment déplacé pourra dans les deux cas mettre un terme à des phénomènes nerveux, risquant sinon de demeurer définitifs.

Déductions relatives au pronostic et au traitement de ces paralysies. — De l'ensemble des lignes précédentes, il résulte que la majorité des paralysies nerveuses liées aux fractures obéissant aux différents degrés de contusion doivent guérir au bout d'un temps plus ou moins long. Et en effet, la clinique apprend qu'elles guérissent à moins qu'une cause d'irritation traumatique ne soit agissante et constante pour suspendre l'effet de la régénération nerveuse. S'il s'agissait de compression nerveuse, ces paralysies ne devraient pas guérir avec le temps qui a la propriété au contraire de renforcer la plasticité du tissu fibreux incriminé surtout comme source de compression.

C'est pourquoi, d'une façon générale, l'impotence qui en résulte ne doit pas être jugée définitive et faire délivrer au blessé un certificat d'incapacité permanente. Avant même d'aborder un traitement, il convient donc d'attendre, étant donnée la longue durée de régénération nerveuse. Ce ne serait qu'aux cas où, soupçonnant une section nerveuse complète (Nové-Josserand, thèse de Bellissen), l'indication peut se poser d'une suture nerveuse immédiate. Du reste, même avec une section nerveuse complète, le retour des mouvements peut s'effectuer dans la suite ainsi que nous l'exposons dans une de nos observations.

Seuls, demeurent rebelles à la guérison, les cas soumis à la « contusion chronique », si l'on peut toutefois se servir de cette expression. Ici, la ligne de conduite est toute tracée. Il convient d'aborder le foyer de fracture, de niveler le fragment pointu et irrégulier, de supprimer l'épine osseuse mobile qui heurte le nerf dans chaque mouvement. A cette condition seule la guérison pourra survenir, à moins toutefois que la dégénération nerveuse ne soit devenue définitive. On cite bien des cas où le retour des mouvements et de la sensibilité s'est fait immédiatement après certaines manœuvres opératoires. Que l'on se méfie, dans ces observations, de l'hystéro-traumatisme si puissamment simulateur. D'ailleurs, un nerf

www.ingramcontent.com/pod-product-compliance
Lightning Source LLC
Chambersburg PA
CBHW071704030726
47598CB00005B/2234